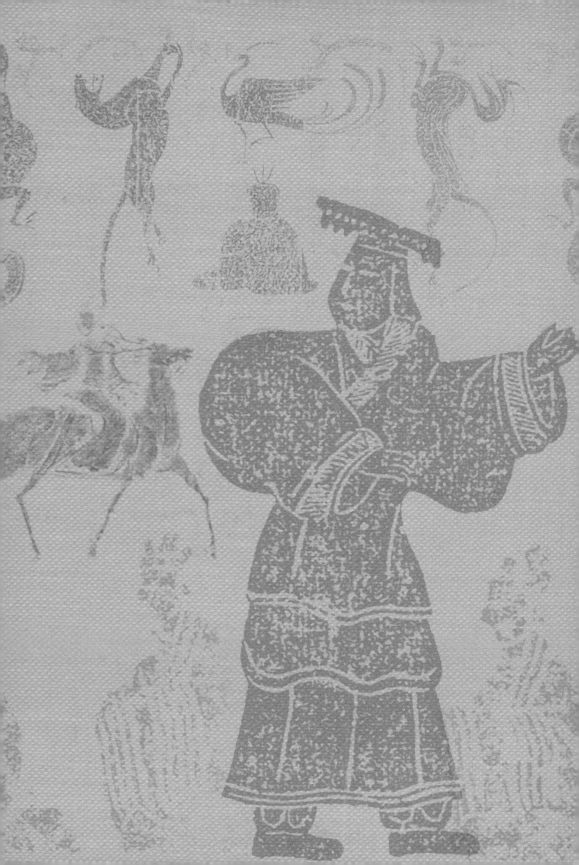

中国古医籍整理丛书

尊生要旨

明·蒋学成　辑
明·许乐善　增补

罗宝珍　校注

中国中医药出版社
·北　京·

图书在版编目（CIP）数据

尊生要旨/（明）蒋学成辑；（明）许乐善增补；罗宝珍校注．
—北京：中国中医药出版社，2015.1（2024.11重印）
（中国古医籍整理丛书）
ISBN 978 - 7 - 5132 - 2396 - 6

Ⅰ.①尊…　Ⅱ.①蒋…　②许…　③罗…　Ⅲ.①养生（中医）
Ⅳ.①R212

中国版本图书馆 CIP 数据核字（2015）第 025674 号

中 国 中 医 药 出 版 社 出 版
北京经济技术开发区科创十三街31号院二区8号楼
邮政编码　100176
传真　010 64405721
北京盛通印刷股份有限公司印刷
各地新华书店经销
*
开本 710 × 1000　1/16　印张 6　字数 24 千字
2015 年 1 月第 1 版　2024 年 11 月第 4 次印刷
书　号　ISBN 978 - 7 - 5132 - 2396 - 6
*
定价 19.00 元
网址　www.cptcm.com

国家中医药管理局
中医药古籍保护与利用能力建设项目
组织工作委员会

项目专家组

顾 问	马继兴	张灿玾	李经纬		
组 长	余瀛鳌				
成 员	李致忠	钱超尘	段逸山	严世芸	鲁兆麟
	郑金生	林端宜	欧阳兵	高文柱	柳长华
	王振国	王旭东	崔 蒙	严季澜	黄龙祥
	陈勇毅	张志清			

项目办公室（组织工作委员会办公室）

主 任	王振国	王思成			
副主任	王振宇	刘群峰	陈榕虎	杨振宁	朱毓梅
	刘更生	华中健			
成 员	陈丽娜	邱 岳	王 庆	王 鹏	王春燕
	郭瑞华	宋咏梅	周 扬	范 磊	张永泰
	罗海鹰	王 爽	王 捷	贺晓路	熊智波
秘 书	张丰聪				

前　言

　　中医药古籍是传承中华优秀文化的重要载体，也是中医学传承数千年的知识宝库，凝聚着中华民族特有的精神价值、思维方法、生命理论和医疗经验，不仅对于传承中医学术具有重要的历史价值，更是现代中医药科技创新和学术进步的源头和根基。保护和利用好中医药古籍，是弘扬中国优秀传统文化、传承中医学术的必由之路，事关中医药事业发展全局。

　　1949 年以来，在政府的大力支持和推动下，开展了系统的中医药古籍整理研究。1958 年，国务院科学规划委员会古籍整理出版规划小组在北京成立，负责指导全国的古籍整理出版工作。1982 年，国务院古籍整理出版规划小组召开全国古籍整理出版规划会议，制定了《古籍整理出版规划（1982—1990）》，卫生部先后下达了两批 200 余种中医古籍整理任务，掀起了中医古籍整理研究的新高潮，对中医文化与学术的弘扬、传承和发展，发挥了极其重要的作用，产生了不可估量的深远影响。

　　2007 年《国务院办公厅关于进一步加强古籍保护工作的意见》明确提出进一步加强古籍整理、出版和研究利用，以及

"保护为主、抢救第一、合理利用、加强管理"的方针。2009年《国务院关于扶持和促进中医药事业发展的若干意见》指出，要"开展中医药古籍普查登记，建立综合信息数据库和珍贵古籍名录，加强整理、出版、研究和利用"。《中医药创新发展规划纲要（2006—2020）》强调继承与创新并重，推动中医药传承与创新发展。

2003～2010年，国家财政多次立项支持中国中医科学院开展针对性中医药古籍抢救保护工作，在中国中医科学院图书馆设立全国唯一的行业古籍保护中心，影印抢救濒危珍本、孤本中医古籍1640余种；整理发布《中国中医古籍总目》；遴选351种孤本收入《中医古籍孤本大全》影印出版；开展了海外中医古籍目录调研和孤本回归工作，收集了11个国家和2个地区137个图书馆的240余种书目，基本摸清流失海外的中医古籍现状，确定国内失传的中医药古籍共有220种，复制出版海外所藏中医药古籍133种。2010年，国家财政部、国家中医药管理局设立"中医药古籍保护与利用能力建设项目"，资助整理400余种中医药古籍，并着眼于加强中医药古籍保护和研究机构建设，培养中医古籍整理研究的后备人才，全面提高中医药古籍保护与利用能力。

在此，国家中医药管理局成立了中医药古籍保护和利用专家组和项目办公室，专家组负责项目指导、咨询、质量把关，项目办公室负责实施过程的统筹协调。专家组成员对古籍整理研究具有丰富的经验，有的专家从事古籍整理研究长达70余年，深知中医药古籍整理研究的重要性、艰巨性与复杂性，履行职责认真务实。专家组从书目确定、版本选择、点校、注释等各方面，为项目实施提供了强有力的专业指导。老一辈专家的学术水平和智慧，是项目成功的重要保证。项目承担单位山东中医药大学、南京中医药大学、上海中医药大学、福建中医药大学、浙江省中医药研究院、陕西省中医药研究院、河南省中医药研究院、辽宁中医药大学、成都中医药大学及所在省市中医药管理部门精心组织，充分发挥区域间互补协作的优势，并得到承担项目出版工作的中国中医药出版社大力配合，全面推进中医药古籍保护与利用网络体系的构建和人才队伍建设，使一批有志于中医学术传承与古籍整理工作的人才凝聚在一起，研究队伍日益壮大，研究水平不断提高。

本着"抢救、保护、发掘、利用"的理念，该项目重点选择近60年未曾出版的重要古医籍，综合考虑所选古籍的保护价值、学术价值和实用价值。400余种中医药古籍涵盖了医经、基础理论、诊法、伤寒金匮、温病、本草、方书、内科、外科、女科、儿科、伤科、眼科、咽喉口齿、针灸推拿、养生、医案医话医论、医史、临证综合等门类，跨越唐、宋、金元、明以迄清末。全部古籍均按照项目办公室组织完成的行业标准《中医古籍整理规范》及《中医药古籍整理细则》进行整理校注，绝大多数中医药古籍是第一次校注出版，一批孤本、稿本、抄本更是首次整理面世。对一些重要学术问题的研究成果，则集中收录于各书的"校注说明"或"校注后记"中。

"既出书又出人"是本项目追求的目标。近年来，中医药古籍整理工作形势严峻，老一辈逐渐退出，新一代普遍存在整理研究古籍的经验不足、专业思想不坚定等问题，使中医古籍整理面临人才流失严重、青黄不接的局面。通过本项目实施，搭建平台，完善机制，培养队伍，提升能力，经过近5年的建设，锻炼了一批优秀人才，老中青三代齐聚一堂，有效地稳定了研究队伍，为中医药古籍整理工作的开展和中医文化与学术的传承提供必备的知识和人才储备。

本项目的实施与《中国古医籍整理丛书》的出版，对于加强中医药古籍文献研究队伍建设、建立古籍研究平台，提高古籍整理水平均具有积极的推动作用，对弘扬我国优秀传统文化，推进中医药继承创新，进一步发挥中医药服务民众的养生保健与防病治病作用将产生深远影响。

第九届、第十届全国人大常委会副委员长许嘉璐先生，国家卫生计生委副主任、国家中医药管理局局长、中华中医药学会会长王国强先生，我国著名医史文献专家、中国中医科学院马继兴先生在百忙之中为丛书作序，我们深表敬意和感谢。

由于参与校注整理工作的人员较多，水平不一，诸多方面尚未臻完善，希望专家、读者不吝赐教。

国家中医药管理局中医药古籍保护与利用能力建设项目办公室
二○一四年十二月

许 序

"中医"之名立，迄今不逾百年，所以冠以"中"字者，以别于"洋"与"西"也。慎思之，明辨之，斯名之出，无奈耳，或亦时人不甘泯没而特标其犹在之举也。

前此，祖传医术（今世方称为"学"）绵延数千载，救民无数；华夏屡遭时疫，皆仰之以度困厄。中华民族之未如印第安遭染殖民者所携疾病而族灭者，中医之功也。

医兴则国兴，国强则医强。百年运衰，岂但国土肢解，五千年文明亦不得全，非遭泯灭，即蒙冤扭曲。西方医学以其捷便速效，始则为传教之利器，继则以"科学"之冕畅行于中华。中医虽为内外所夹击，斥之为蒙昧，为伪医，然四亿同胞衣食不保，得获西医之益者甚寡，中医犹为人民之所赖。虽然，中国医学日益陵替，乃不可免，势使之然也。呜呼！覆巢之下安有完卵？

嗣后，国家新生，中医旋即得以重振，与西医并举，探寻结合之路。今也，中华诸多文化，自民俗、礼仪、工艺、戏曲、历史、文学，以至伦理、信仰，皆渐复起，中国医学之兴乃属必然。

迄今中医犹为国家医疗系统之辅，城市尤甚。何哉？盖一则西医赖声、光、电技术而于20世纪发展极速，中医则难见其进。二则国人惊羡西医之"立竿见影"，遂以为其事事胜于中医。然西医已自觉将入绝境：其若干医法正负效应相若，甚或负远逾于正；研究医理者，渐知人乃一整体，心、身非如中世纪所认定为二对立物，且人体亦非宇宙之中心，仅为其一小单位，与宇宙万象万物息息相关。认识至此，其已向中国医学之理念"靠拢"矣，虽彼未必知中国医学何如也。唯其不知中国医理何如，纯由其实践而有所悟，益以证中国之认识人体不为伪，亦不为玄虚。然国人知此趋向者，几人？

国医欲再现宋明清高峰，成国中主流医学，则一须继承，一须创新。继承则必深研原典，激清汰浊，复吸纳西医及我藏、蒙、维、回、苗、彝诸民族医术之精华；创新之道，在于今之科技，既用其器，亦参照其道，反思己之医理，审问之，笃行之，深化之，普及之，于普及中认知人体及环境古今之异，以建成当代国医理论。欲达于斯境，或需百年欤？予恐西医既已醒悟，若加力吸收中医精粹，促中医西医深度结合，形成21世纪之新医学，届时"制高点"将在何方？国人于此转折之机，能不忧虑而奋力乎？

予所谓深研之原典，非指一二习见之书、千古权威之作；就医界整体言之，所传所承自应为医籍之全部。盖后世名医所著，乃其秉诸前人所述，总结终生行医用药经验所得，自当已成今世、后世之要籍。

盛世修典，信然。盖典籍得修，方可言传言承。虽前此50余载已启医籍整理、出版之役，惜旋即中辍。阅20载再兴整理、出版之潮，世所罕见之要籍千余部陆续问世，洋洋大观。

今复有"中医药古籍保护与利用能力建设"之工程，集九省市专家，历经五载，董理出版自唐迄清医籍，都 400 余种，凡中医之基础医理、伤寒、温病及各科诊治、医案医话、推拿本草，俱涵盖之。

噫！璐既知此，能不胜其悦乎？汇集刻印医籍，自古有之，然孰与今世之盛且精也！自今而后，中国医家及患者，得览斯典，当于前人益敬而畏之矣。中华民族之屡经灾难而益蕃，乃至未来之永续，端赖之也，自今以往岂可不后出转精乎？典籍既蜂出矣，余则有望于来者。

谨序。

许嘉璐

二〇一四年冬

许序

三

王 序

中医学是中华民族在长期生产生活实践中，在与疾病作斗争中逐步形成并不断丰富发展的医学科学，是中国古代科学的瑰宝，为中华民族的繁衍昌盛作出了巨大贡献，对世界文明进步产生了积极影响。时至今日，中医学作为我国医学的特色和重要医药卫生资源，与西医学相互补充、相互促进、协调发展，共同担负着维护和促进人民健康的任务，已成为我国医药卫生事业的重要特征和显著优势。

中医药古籍在存世的中华古籍中占有相当重要的比重，不仅是中医学术传承数千年最为重要的知识载体，也是中医为中华民族繁衍昌盛发挥重要作用的历史见证。中医药典籍不仅承载着中医的学术经验，而且蕴含着中华民族优秀的思想文化，凝聚着中华民族的聪明智慧，是祖先留给我们的宝贵物质财富和精神财富。加强对中医药古籍的保护与利用，既是中医学发展的需要，也是传承中华文化的迫切要求，更是历史赋予我们的责任。

2010 年，国家中医药管理局启动了中医药古籍保护与利用能力建设项目。这既是传承中医药的重要工程，也是弘扬优秀民族文化的重要举措，不仅能够全面推进中医药的有效继承和创新发展，为维护人民健康作出贡献，也能够彰显中华民族的璀璨文化，为实现中华民族伟大复兴的中国梦作出贡献。

相信这项工作一定能造福当今，嘉惠后世，福泽绵长。

国家卫生和计划生育委员会副主任

国家中医药管理局局长

中华中医药学会会长

王国强

二〇一四年十二月

马 序

    新中国成立以来，党和国家高度重视中医药事业发展，重视古籍的保护、整理和研究工作。自 1958 年始，国务院先后成立了三届古籍整理出版规划小组，分别由齐燕铭、李一氓、匡亚明担任组长，主持制定了《整理和出版古籍十年规划（1962—1972）》《古籍整理出版规划（1982—1990）》《中国古籍整理出版十年规划和"八五"计划（1991—2000）》等，而第三次规划中医药古籍整理即纳入其中。1982 年 9 月，卫生部下发《1982—1990 年中医古籍整理出版规划》，1983 年 1 月，中医古籍整理出版办公室正式成立，保证了中医古籍整理出版规划的实施。2002 年 2 月，《国家古籍整理出版"十五"（2001—2005）重点规划》经新闻出版署和全国古籍整理出版规划领导小组批准，颁布实施。其后，又陆续制定了国家古籍整理出版"十一五"和"十二五"重点规划。国家财政多次立项支持中国中医科学院开展针对性中医药古籍抢救保护工作，文化部在中国中医科学院图书馆专门设立全国唯一的行业古籍保护中心，国家先后投入中医药古籍保护专项经费超过 3000 万元，影印抢救濒危珍、善、孤本中医古籍 1640 余种，开展了海外中医古籍目录调研和孤本回归工作。2010 年，国家财政部、国家中医药管理局安排国家公共卫生专项资金，设立了"中医药古籍保护与利用能力建设项目"，这是继 1982～1986 年第一批、第二批重要中医药古籍整理之后的又一次大规模古籍整理工程，重点整理新中国成立后未曾出版的重要古籍，目标是形成并普及规范的通行本、传世本。

为保证项目的顺利实施，项目组特别成立了专家组，承担咨询和技术指导，以及古籍出版之前的审定工作。专家组中的许多成员虽逾古稀之年，但老骥伏枥，孜孜不倦，不仅对项目进行宏观指导和质量把关，更重要的是通过古籍整理，以老带新，言传身教，培养一批中医药古籍整理研究的后备人才，促进了中医药古籍保护和研究机构建设，全面提升了我国中医药古籍保护与利用能力。

作为项目组顾问之一，我深感中医药古籍保护、抢救与整理工作的重要性和紧迫性，也深知传承中医药古籍整理经验任重而道远。令人欣慰的是，在项目实施过程中，我看到了老中青三代的紧密衔接，看到了大家的坚持和努力，看到了年轻一代的成长。相信中医药古籍整理工作的将来会越来越好，中医药学的发展会越来越好。

欣喜之余，以是为序。

中国中医科学院研究员

马继兴

二〇一四年十二月

校注说明

　　《尊生要旨》，明代蒋学成辑，许乐善增补。蒋学成，字定宇，广西桂平人。生卒年不详。史志述其为嘉靖辛酉举人，万历四年曾任桂阳（今湖南省桂阳）知州，未载其著有《尊生要旨》。许乐善（1548—1627），字修之，号惺初，亦号惺所，松江华亭人。隆庆五年（1571）进士，历任郏县令、巡按直隶御史、太仆寺少卿，官至南京通政使，著有《适志斋稿》十卷（《明史》有传）。

　　《尊生要旨》全书一卷，分存想、调气、按摩、导引、形景、饮食、居处、房中、四时、杂忌、洞玄 11 篇。其继承《内经》养生理念，认为养生关键在于积精、养气、存神，由此确定"调息、摄性、缓形、节欲"的养生原则，该书纂辑前辈时贤养生方法，虽无创见，但传播养生观念，扩大其影响，推动了养生学的发展与普及。据本次考查发现，《尊生要旨》除"洞玄篇"外，其余十篇篇目、内容大都同于明代河滨丈人所撰《摄生要义》。许乐善身体孱弱，雅好养生，万历十三年至万历三十一年曾乞疾归家。据《尊生要旨》抄本（中国中医科学院图书馆藏）序曰："日取蒋氏《摄生要义》读之，而契于心"，又曰："爰揭示图说，附以所闻，付之剞劂氏，更其名为《尊生要旨》。"蒋学成辑录《摄生要义》，许氏得其书后增补图说，更名为《尊生要旨》，以传后世。是书成书年代为万历壬辰年（1592）。

　　《尊生要旨》现存版本有明刻本、清抄本。明刻本现藏南京中医药大学图书馆，部分文字残缺，无序无跋，刊刻年代无考。国内现存影印本均系此刻本影印。清抄本现藏中国中医科学院图书馆，此本序、跋完整，抄写时间为顺治壬辰年（1652）。此外，明代唐濲对《尊生要旨》增注而成《尊生秘旨》（抄本，上海中医药大学图书馆藏），该书在"调气篇"后附有"保养精气神说"等九种具体方法。此本文字讹误较多。

本次整理以明刻本为底本，以清抄本为主校本，以明代胡文焕《寿养丛书》中刻本《摄生要义》、明抄本《尊生秘旨》等为参校本，进行校勘整理。校勘原则如下：

1. 全书统一使用简体横排，并以现代标点符号句读。

2. 文中表示文字前后方位的"右"字统一改为"上"。

3. 凡底本中字形属笔画之误者，如日、曰混淆，己、已不分，则径改，不出校。

4. 凡底本中的古字、异体字径改，不出校；通假字于首见处出校注。

5. 书中同一个字多次校改者，在首见处出校记并注明"下同"，余者不出校记。

6. 书中插图均据抄本原图随文编排，先见文字后见插图。

7. 底本无序、跋，此次校注补入抄本序、跋。

8. 底本中有模糊不清难以辨认者，则以虚阙号"□"按字数补入，不出校。

序

　　侍御惺所许君辑成《尊生要旨》，将付梓矣。顾自谓负疴杜门而以玄言嘱剞劂氏①，得无好夸诩而遗实践乎？欲寝梓，适友人持其稿视□。□浏览一过，窃叹曰：旨哉，有味乎其言也！劝毕所愿，强而始诺，因嘱余为之言。余尝论：天之生人，灵元完具，本无不尊也。惟五浊交攻，名利驰逐，往往自戕其生，而尊者卑琐堕落矣。今是编出自蒋君裒集②，而所附录及诸图说，咸惺所君采之玄集，间亦有撰补者。余详绎之，词简而义精，旨备而理彻，意婉而术显。凡裨益颐生者，一按索而玄关津筏③昭然，指南也。可谓融合形神，兼修内外，造物委和、周密而无漏矣。嗟乎！人特瞆瞆不知所尊耳，诚于是编，重若圭璧，信若蓍蔡④，谨畏若临渊履冰，罔敢失坠。岂直却疾即延龄，衍算畴⑤能逾之？命曰《尊生要旨》，当乎！余每历镜往牒⑥，如广成子之栖真，葛洪崖之煮石，张紫阳之内照，王方平之致虚，陶隐居之御炼，安期、羡门子之逍遥，作用虽殊，还丹则一。彼其心固已同游太虚⑦，湛然常照，视天下之

---

　　①　剞（jī 机）劂氏：指刻板印书的人。
　　②　裒（póu 抔）集：聚集。
　　③　玄关津筏：玄关，原指佛教入道之门；津筏，渡河的木筏。二者喻门径、方法。
　　④　蓍（shī 师）蔡：犹蓍龟，筮卜。
　　⑤　畴：谁。
　　⑥　往牒：往昔的典籍。
　　⑦　太虚：指深玄的道理。

物，举无足以逾吾身。及其竟也，飘飘霞举，直与二仪三光①并垂不朽。由斯而谈，则所生一何重焉，乌可不尊耶？且余闻崇内事者恒积功，行三千以臻超脱。无论圆满，即一念仁慈，靡非功行也？

君赋本孱弱，曩②以宦游③，积劳引疾归里。日惟掩关谢事，葆真养和，恪遵是编之成训，神情爽朗，固已薄收其效矣。兹以尝试之术公诸人，乃仁人用情之厚，非贪窃化机靳④以自私者可同日语也。脱⑤令人人珍勉，共跻仁寿之域，则君之功行，亦普施而不匮矣。是刻也，讵无补哉？讵无补哉！

万历壬辰孟秋之吉赐进士出身
山东按察司按察使同邑张仲谦撰

---

① 二仪三光：二仪，指天、地；三光，指日、月、星辰。
② 曩（nǎng 攘）：从前。
③ 宦游：外出求官或做官。
④ 靳（jìn 进）：吝惜。
⑤ 脱：假若。

目 录

存　想　篇

　　夫心宰性真，百体攸宗，用以遣意，意往气从，至微而神，至幽而通。古昔先达，默会神解，假托名义，接引后人，此存想之术所由始也。按《大洞经》有九宫之论，乃斯术之滥觞①。其曰：两眉间直上，却入三分，为守寸双田谓对鼻直上，下按眉际方一寸处，却向后入骨际约三分，以前为守寸之城。右有紫户，左有青房，凡二神居之，故曰守寸双田；却入一寸，为明堂宫左有明童真君，右有明女真君，中有明镜神君，凡三神君居之，却入二寸，为洞房宫头中虽通名为洞房，此则洞房之正位也。左有元英君，右有元白君，中有黄老君，凡有三神居之。自此以后，凡云却入一寸、二寸、三寸者，皆以两眉直上处为本，却入三分便是双田，却入一寸便是明堂，却入二寸便是洞房，非双田后再却一寸为明堂，明堂后再却二寸为洞房也；却入三寸，为丹田宫亦曰泥丸宫。左有上元赤子帝君，右有帝乡，凡三②神居之；却入四寸，为流珠宫有流珠真君居之；却入五寸，为玉帝宫有玉清神母居之；明堂上一寸，为天庭宫此又在明堂上一层言之，谓明堂之上约一寸处，为天庭宫，有上清真女居之。洞房上一寸，为极真宫，太极帝妃居之；流珠上一寸，为太皇宫有太上君后居之；丹田上一寸，为玄丹宫有中黄太一③真君居之。凡一首之中有此九宫，《黄庭经》

---

① 滥觞（shāng 商）：起源、开端。
② 三：明代河滨丈人《摄生要义》作“二”。
③ 一：《摄生要义》作“乙”。

所谓"明堂金匮玉房间""洞房紫极灵门户"是也。宫虽有九，惟守寸左面有绛台，右面有黄阙，九宫真人出入皆以此为路。其余诸宫，皆有前户、后户以相通。惟泥丸一宫，有下门以通喉中，此为大关键也。修养之士，不论四时、昼夜、方向，欲修此者，先平坐，闭气瞑目，握固两膝上，乃先存想守寸，见青房、紫户二大神，并形如婴儿初生之状，衣如房户之色，手执流金铃摇动闻其声，身发赤光，如云霞之气流于守寸宫外自此以后，存想其神皆如此状。凡宫中有二神居者，先左次右；有三神居者，先中次左次右。守寸毕，次明堂，次洞房，次泥丸，次流珠，次玉帝，次上及天庭四宫，皆如之。九宫既毕，复想泥丸之神，并口吐赤气，灌入己口，吸而咽之，以上灌丹田。行吐行灌，以热为度，如此则九宫之事毕矣。其曰宫、曰神、曰衣、曰铃之类，皆假设之义。盖人之脑，乃精髓之海；丹田，乃气之海。若血气滞塞不通，必不能和合而生精气，日惟枯竭而已。故常加存想，使气熏蒸透彻，如云烟在上，变成雨露，即腠理通莹，化为精血，补脑益肾之功，于是为大矣。若人偶感六气，体中不快，便当就寝，偃卧闭气，瞑目握固，存想明堂三神并亦偃卧若坐想三神，皆向外长跪，此一节是单想明堂，或单想泥丸之想术，易之法也。各口吐赤气，从宫中流出，渐渐缠绕我身，朦胧周匝。遂将所绕之气吞而咽之，觉勃勃入口，下流胸腹入丹田此即存想下部之术。须臾绕身赤气即变成火，火遂烧身，身与火共为一体，内外洞光，骨肉脏腑如燃炭之状。如此则身中之气，通透上下、内外无余矣。由是风寒暑湿，以气彻而散；积滞凝结，以气达而消，其疾自愈。若能昼夜常行三五过，久久自然百疾不生。凡此皆假设景象，以意引气之术，使上通脑髓之门，下达血气之海耳，非必真有此物也，学者当自知之。

调 气 篇

　　天地虚空中皆气，人身虚空处皆气。故呼出浊气，身中之气也；吸入清气，天地之气也。人在气中，如鱼游水中。鱼腹中不得水出入即死，人腹中不得气出入亦死，其理一也。善摄生者，必明于气之故矣。欲修调气之术者，常得密室闭户，安床暖席，枕高二寸许，正身偃卧①，瞑目握固，两足间相去五寸，两臂与体相去亦各五寸。先习闭气，以鼻吸入，渐渐腹满，及闭之，久不可忍，乃从口细细吐出，不可一呼即尽。气定，复如前闭之。始而十息或二十息不可忍，渐熟渐多，但能闭至七八十息以上，则脏腑胸膈之间皆清气之布濩②矣。至于纯熟，当其气闭之时，鼻中惟有短息一寸余，所闭之气在中，如火蒸润肺宫，一纵则身如委蛇③，神在身外，其快其美，有不可言之状。盖一气流通，表里上下彻泽故也。其所闭之气渐消，则恍然复旧。此道以多为贵，以久为功。但能于日夜间得此一两度，久久耳目聪明，精神完固，体健身轻，百疾消灭矣。凡调气之初，务要体安气和，无与气意争。若不安且止，俟和乃为之，久而弗倦则善矣。闭气如降龙伏虎，须要达其神，理胸膈常宜虚空，不可饱满。若气有

①　偃（yǎn 演）卧：仰卧。
②　濩（hù 户）：分布，散布。
③　蛇：《摄生要义》作"蜕"。

结滞，不得宣流。觉之，便当用吐法以除之，如吹、嘘、呵、嘻、呬、呼之类是也。六字诀见后。不然泉源壅遏，必至逆流，疮疡、中满之患作矣。养生者可不慎与？

附录：去病延寿六字法

其法以口吐鼻取。

总诀 肝若嘘时目睁①睛，肺和呬气手双擎，心呵顶上连叉手，肾吹抱取膝头平，脾病呼时须撮口，三焦客热卧嘻嘻②。

吹肾气 肾为水病主生门，有疾尪羸③气色昏，眉蹙耳鸣兼黑瘦，吹之邪妄立逃奔。

呵心气 心源烦躁急须呵，此法通神更莫过，喉内口疮并热痛，依之目下便安和。

嘘肝气 肝主龙涂位次④心，病来还觉好酸辛，眼中赤色兼多泪，嘘之病去立如神。

呬肺气 外邪内热俱伤肺⑤，胸膈烦满上焦痰，人如患此急须呬，呬之目下自安然。

呼脾气 脾病⑥属土号太仓，有痰便见不安康，泻痢肠鸣并吐水，急调呼字治斯脏。

嘻三焦 三焦有疾急须嘻，古圣留言最上医，若或疏

---

① 睁：明代冷谦《修龄要旨》"延年六字诀"作"瞪"。

② 嘻：《修龄要旨》作"宁"。

③ 尪羸：瘦弱。

④ 次：《修龄要旨》作"号"。

⑤ 外邪内热俱伤肺：《修龄要旨》作"呬呬数多作生涎"。

⑥ 病：《修龄要旨》作"官"。

通去壅塞，不因此法讵能之？

孙真人四季养生歌

春嘘明目木扶肝，夏至呵心火自闲，秋呬定收金肺润，冬①吹唯要坎中安。

三焦嘻却除烦热，四季长呼脾化餐。切忌出声闻入耳，其功尤胜保神丹。

又：墨子闭气行气法

道者，气之宝，宝气则得道，得道即长生。行气徐缩鼻引之，且莫极满，极满者难还。初为之时，入五息，已一息，可吐也。每口吐气欲止，辄一咽之，乃复鼻纳气。不尔者，或令频。凡纳气则气上升，吐气则气下流，自觉周身也。行气常以月一日尽十五日，念令气从手十指出；十六日尽月晦②，念气从足十指出。若行之能久，自觉气从手足通矣。凡欲行气，先安其身而和其气，俟清气来至则自觉，自觉则形热且勿使起，则安养气，务欲其久。当去忿怒忧愁，去忿怒忧愁则气不乱，气不乱则正气来至，正气来至则口内无唾而鼻息微长，鼻息微长则五脏安，五脏安则气各顺其理，百病退去，可长生矣。

又：苏氏养生诀

每日以子时后三更三四点至五更以来，披衣坐床上拥被坐亦

---

① 冬：原作"肾"，据《修龄要旨》"道经六字诀"改。

② 月晦：农历每月的最后一日。

可，面东或南，盘足坐，叩齿三十六通，握固两拇指掐第三指手纹，或以四指都握拇指，两手拄腰腹间，闭息闭息最是道家要妙，先须闭目静处，扫除妄念，使心源湛然，诸念不起。自觉出入息①调匀微细，即闭口并鼻，不令出气，方是功夫，内视五脏，肺白、肝青、脾黄、心赤、肾黑当先②求五脏图或烟萝子③之类，常拥于壁上，使目常熟识五脏六腑之形状也；次想心为炎火，光明洞彻，入下丹田中丹田在脐下三寸是。时④腹满气极，则徐徐出气不得令耳闻声，候出入⑤息匀调，即以舌搅唇齿内外，漱炼津液若有鼻涎亦须漱炼，不可嫌其咸，漱炼良久，自然甘美，即真气也，未得咽下，复如前法。闭息内观心火降下丹田，调息漱津，皆依前法。如此者三，津液满口，即低头咽下，以气送下丹田中。须用意精猛，令津与气谷谷然有声，径入丹田中。依前法为之，凡九闭息、三咽津而止。然后以左右手热摩两脚心此⑥涌泉穴，上彻顶门，气诀之妙，及脐下、腰脊间，皆令热彻徐徐摩之，微汗出不妨，不可喘，次以两手摩熨眼面耳项，皆令极热，仍按捏鼻梁左右五七次，梳头百余梳，散发而卧，熟寝至⑦明。

调气篇

七

---

① 息：原本无，据《苏沈良方》"上张安道养生诀"补。
② 先：《苏沈良方》作"更"。
③ 烟萝子：相传为古代学仙得道者，亦泛指隐士。
④ 时：《摄生要义》及《苏沈良方》均作"待"，义胜。
⑤ 入：原本无，据《苏沈良方》补。
⑥ 此：《苏沈良方》作"止"。
⑦ 至：原作"分"，据《苏沈良方》改。

按 摩 篇

夫存想者，以意御气之道，自内而达外者也；按摩者，开关利气之道，自外而达内也。故医家行之以佐宣通，而摄生者贵之以泄壅滞。凡有行者，当在子后午前之时，平坐东向，以两手大指按拭两目，过耳门，使两掌交会于项后，如此三九遍。次存想目中各有紫、青、绛三色，气如云霞郁郁浮出面前，再依前按拭三九遍。复存想面前云气晖晖霍霍，灌入瞳子，因咽华池之液二十口，乃开目以为常。坐起皆可行之，不必拘时。一年许，耳目便聪明；久为之，彻视数里，听于绝响也。面上常欲得两手摩拭之使热，则气常流行。作时先将两掌摩热，然后以掌摩拭面目，高下随形，皆使极匝①，如此三五过。却度手于项后及两鬓，更互摩发如栉头②之状，亦数十过。令人面有光泽，皱班③不生，发不白，脉不浮外。久行五年不辍，色如少女。所谓山川行气，常行④不涸，而木石荣润是也。耳欲得数按抑⑤其左右，令人聪彻。鼻亦欲按其左右无数，令人气平。又常以两手按鼻及两目之眦上下，按

---

① 匝：环绕。
② 栉（zhì 至）头：梳头。
③ 班：通"斑"。清·段玉裁《说文解字注·文部》："斑者，辨之俗……又或假班为之。"
④ 行：《摄生要义》作"盈"。
⑤ 抑：《摄生要义》作"仰"。

之无数，闭气为之，气通即止，吐而复始，亦三九遍。能恒为之，鼻闻百步，眼乃洞观。《黄庭经》曰：天中之岳精谨修，灵宅既清玉帝游，通利道路无终休。此之谓也。凡人小有不快，即须按摩按捺，令百节通利，泄其邪气。凡人无问有事无事，须日要一度，令人自首至足，但系关节处，用手按捺各数十次，谓之大度关。先百会穴、次头四周、次两眉外、次目眦、次鼻准、次两耳孔及耳后皆按之；次风池、次项左右皆揉之；次肩两胛、次臂骨缝、次肘骨缝、次腕、次手十指皆捻之；次脊背或按之，或搥震之；次腰及肾堂皆搓之；次胸乳、次腹皆揉之无数；次髀骨搥之；次两膝、次小腿、次足踝、次十趾、次足心皆两手捻之。若常能行此，则风气时去，不住腠理，是谓泄风①。又常向肾堂及两足心，临卧时，令童子用手搓摩，各以热透表里为度。摩肾堂热，则肾气透而易于生精；摩足心热，则涌泉穴通②而血不下滞。

附录：吕公煮海诀

经文：一兜一搓，左右换手，九九数足，真阳不走。

注解：戌亥之间，阴旺阳衰之时，先以左手兜外肾，右手搓脐腹八十一次。然后换右手兜外肾，左手搓脐腹，数亦如之。九日见验，八十一日成功，最治梦泄遗精。

---

① 风：《摄生要义》作"气"。
② 通：《摄生要义》作"透"。

又：真人起居法

夜半后生气时，或五更睡觉，或无事闲坐腹空时，宽衣解带，先微微呵出腹中浊气五六口，定心闭目，叩齿三十六通，以集身神，然后以大拇指背拭目，大小九过使无翳障，明目去风，亦补肾气，兼按鼻左右七过令里表俱热，所谓灌溉①中岳以润肺，次以两手摩令极热，闭口鼻气，然后摩面，不拘遍数连发际，欲面光泽，又摩耳根、耳轮，不拘②遍数所谓修其城郭，少③补肾气，以防聋聩，名真人起居之法。次以舌拄上腭，漱口中内外，津液满口，作三咽下之，如此三度九咽。《黄庭经》曰"漱咽灵液体不干"是也。便兀然放身，心同太虚，身若委衣，万虑俱遣。久久行之，气血调畅，自然延寿也出《三元参赞书》，似简易，以备采择。

---

① 溉：此下原衍"俱"字，据元代李鹏飞《三元参赞延寿书》删。
② 拘：原作"俱"，据抄本及《摄生要义》改。
③ 少：《三元参赞延寿书》作"以"，义胜。

导 引 篇

庄子曰：吹嘘①呼吸，吐故纳新，熊经鸟伸，为寿而已矣。此导引之士、养形之人、彭祖寿考者之所好也。由是论之，导引之术传自上世，其来久矣。故曰：彭祖之所好，其法自修。养家、医家所谈，无虑百数首，今取其要约、切当者。子后及将旦，则莫如八段锦导引。其诀云：闭目暝心坐，握固静思神。叩齿三十六，两手抱昆仑。左右鸣天鼓，二十四度闻。微摆撼天柱，赤龙搅水津②。漱津三十六，神水满满匀，一口分三咽，龙行虎自奔。闭气搓手热，背摩后精门。尽此一口气，想火烧脐轮。左右辘轳转，两脚放舒伸。叉手双虚托，低头攀足频。以候逆水上，再漱再吞津。如此三度毕，神水三③次吞。咽下汩汩响，百脉自调匀。河车搬运讫，发火遍烧身。邪魔不敢近，梦寐不能昏。寒暑不能入，灾病不能遁。子后午前作，造化合乾坤。循环次第转，八卦是良因。此古仙钟离公所传，良有深意。日间暇时，则有通任督脉及升降阴阳导引，随病祛治，则有十二条；导引又可不拘时候为者，总计之得二十六法。参之，诸论大概备矣。顾其义委婉，非绘图具说则不明也。附录于下，学者诚能依法行持，久

---

① 嘘：《摄生要义》作"呴"。
② 津：原作"浑"，据明代高濂《遵生八笺》改。
③ 三：《遵生八笺》作"九"。

久纯熟，自然身轻体健，百邪皆除，走及奔马，不复疲乏矣。

八段锦导引图说

其法：先须闭目瞑心盘坐，握固静思，然后叩齿二十四，集神。次叉两手向顶后，数九息，勿令耳闻，乃移手各掩耳，以第二指压三①指，击弹脑后左右各二十四次。

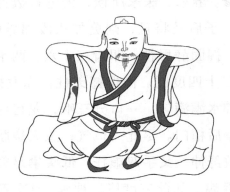

其法：先须握固，乃摇头左右顾肩膊，随动二十四。

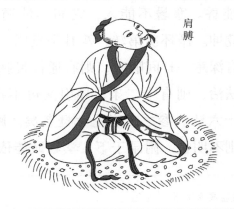

肩膊

---

① 三：原作"十"，据《摄生要义》改。

其法：以舌搅口齿并左右颊二十四，待津液生，方漱三十六至满口，分作三口，如硬物咽之，然后方得行火。

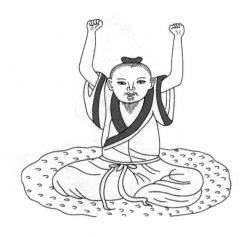

其法：闭气，搓手令热后，磨肾堂三十六，仍收手握固，再闭气，想心火下烧丹田，觉热极，即用后法。

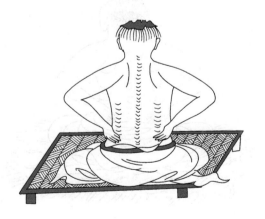

其法：须俯首，摆撼左肩三十六次，右肩亦三十六次。

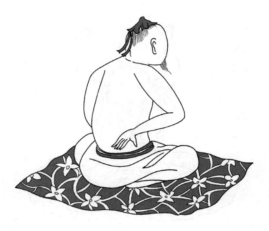

其法：两肩并摆撼至三十六数，想火自丹田透双关入脑户，鼻引清气后伸两脚。

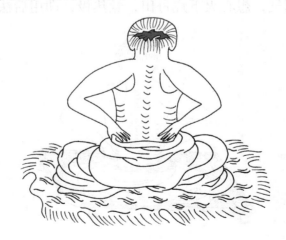

其法：两手相搓，当呵五呵，后叉手向上，托空三次或九次。

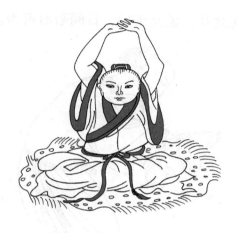

　　其法：以两手向前，攀脚心十二次，乃收足端坐，候口中津液生，再漱再吞，一如前数。摆肩并身二十四，及转辘轳二十四次，想丹田火自下而上遍烧身体，想时口鼻皆须闭气少顷。

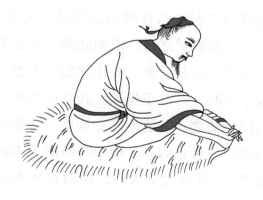

　　以上八法乃工夫次序也，每日子后或将旦行一次，久则身轻体健，诸邪不能入矣。

通任①督脉导引图说

如龙摆尾之状，说具于后，日间暇时可为。

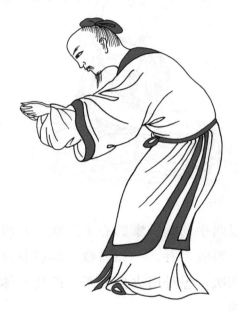

　　夫人身任督二脉，乃百脉总会之处，人知之而长生，物得之而永寿。故鹿鹤之微，因知此脉，得延千岁，人固灵于物者，安可不求其义乎？盖任脉起于中极，而止于断交；督脉起于尾闾，而贯于鼻端。其昼夜循环一身，虽有常度，然人鲜能知之。若能使之交则交，会则会，则气随吾意；意行即行，意止即止，而一身脉络无不由之。殆犹歧径之总康衢②，百川之宗大海，孰谓百脉不由吾理，关

---

① 任：原本及抄本均作"肎"，据下文文义，作"任"为是。
② 康衢（qú 渠）：指宽阔平坦的大路。

窍不由我而开通乎？若欲开通，必先始于尾闾，要必两足并立躬身，以两手捻拳，虚拱出前，意领此气聚于尾闾，左右摇动六六，谓之开尾闾关也。

如人开弓之状。

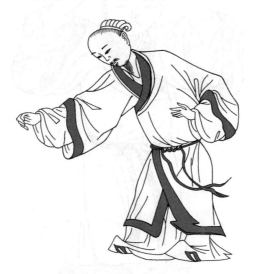

尾闾之关既通，尚有夹脊双关之隔，未得直上泥丸。故必使之开通，方气行无碍。此关在尾闾之上，夹脊之中穴。要必如勇士开弓之状，以左手撚①拳上前，左足随之，右手叉腰，右足落后，丁字立定，意领此气聚于夹脊双关，摇动六六之数。毕，又以右手、右足更做如下，谓之开夹脊双关也。

---

① 撚（niǎn 碾）：执，持取。

如人舂米之状。

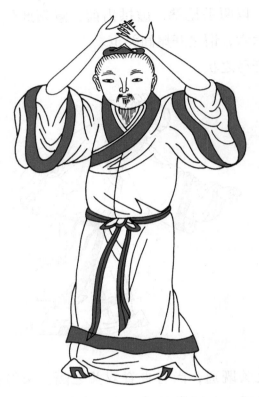

　　夹脊双关既通，犹有玉枕关隔，未得直上泥丸。故必用登天九九之势，以两手交叉，虚拱顶上。将脚板踏实，以脚跟捣之。要须意领此气自尾闾穴悠悠而起，过夹脊双关，撞透玉枕，此气始得至于泥丸。泥丸谓之天谷，至尊居之，然一身之微，实为万人之舍。气至于此，谓之朝元也。

如人端坐之状。

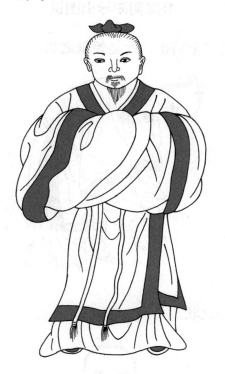

泥丸宫谓之髓海，中有九宫。气到于此，谓之补脑还精。循下丹田者，要必意领此气遍九宫，注双目，循序渐渐降下鹊桥，慢过重楼，由绛宫入于丹田。是谓男子积气于丹田者是也。丹田者，气海也，在脐之后、肾之前，左右之中穴，又谓之黄房玉府。盖能存此之气归于丹田，即先师所谓"气归元海寿无穷"也。

升降阴阳导引图说

所谓肘后飞金精也，此是始垂之状。

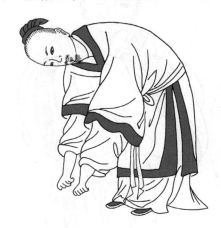

此是中起之状。

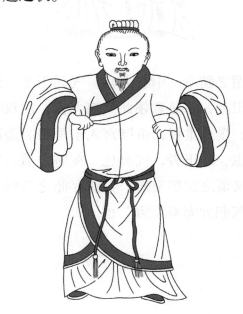

此是末伸之状。

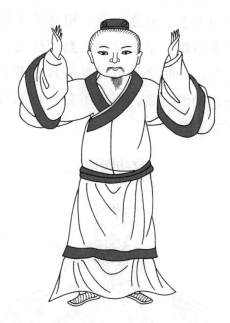

　　夫阴阳升降之理，虽有常度，我能以道自务，以意使之，欲升即升，欲降即降。于是气随吾使，总有风寒暑湿之外邪，即令荡散，不能凝滞为疾。今使是气既透三关，由泥丸而复下丹田，又行肘后飞金精之法，要必两手各自撚拳，下垂如揖，直至脚面，慢慢提起，如提重物。存此之气，自足底涌泉穴渐渐随手提起，以至平身，以两拳内曲直伸至顶，使手足三阴之气从足走腹，从胸走手。将手一放，又意三阳之气从手收头，从头走足，如此六六，以足周天之数，则手足三阴三阳之气彻上彻下，自无凝滞之患。何也？盖人之有疾病，皆由阳陷不升，阴滞不降，致使外邪乘隙，伤一经则致一经之疾。但举世之人不以生死

事大，皆以富贵利达为务，梦死醉生，竟不知老之将至，气血衰败，百病俱生，悔之无及。祖师拳拳接引曰：屋破修容易，药枯生不难。早知觉悟，勤而修之，则一刻之静可以补一时之劳，一时之静可以补一日之劳。苟能忙里偷闲，闹中取静，勤而行之，不厌不怠，自然气血充裕，荣卫一身，何病之有哉？

收功图说

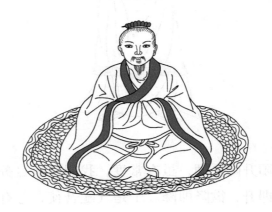

夫由开尾闾以至循下丹田，是一升一降矣。行肘后飞金精，又升降多番矣。至此则跏趺①坐定，调息以终其功焉。盖人身一呼一吸谓之息，一昼夜有一万三千五百息，省一息则有一息之受用，非调则不能减乎息也。故必禁闭

---

① 跏趺（jiāfū 加夫）：佛教徒的坐法。唐慧琳《一切经音义》卷八："结跏趺坐略有三（按：疑当作二）种：一曰吉祥，二曰降魔。凡坐皆先以右趾押左股，后以左趾押右股，此即左押右，手亦左居上，名曰降魔坐。……其吉祥坐先以左趾押右股，后以右趾押左股，令二足掌仰于二股之上，手亦右押左仰，安跏趺之上，名为吉祥坐。"

三宝，扫除万虑，以目观鼻，以鼻观心，入息绵绵，出息微微。斯时也，目不思视，则魂自归肝；鼻不思味，则魄自归肺；耳不思听，则精自归肾；口不泛言，则神自归心；四大①不动，则意自归脾。由是魂在肝而不从目漏；魄在肺而不从鼻漏；精在肾而不从耳漏；神在心而不从口漏；意在脾而不从四大漏。精、神、魂、魄、意五者，相与浑融而聚于丹田，谓之气归元海寿无穷也。约线香一炷或炷半，久方出定。勤而行之，筑基炼己之功大略备矣。

随病祛治导引图说

其法：正坐，以两手作拳，用力左右互相磕各六度，此可意会，不见图，又以两手相叉，以脚踏手中，左右各十二度，可以祛心胸间风邪。

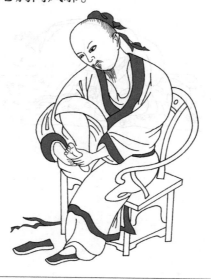

---

① 四大：四肢。

其法：以两手相捉，按左膝左捩^①身，按右膝右捩身，共二十四，可以祛肝家风邪。

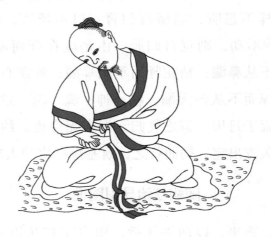

其法：以两手据地，缩身曲脊，向上十三举，可以祛心肝中积邪。

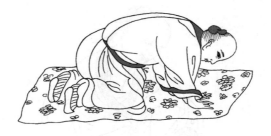

---

① 捩（liè 列）：扭转。

其法：大坐，伸一脚屈一脚，以两手向后反挚纽项，反顾肩膊，手左首右，手右首左，共十二度。毕，换足屈伸，又如前挚手纽项十二度，可以祛脾家积聚之邪。

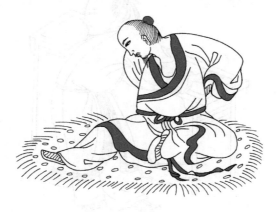

其法：斜身偏倚，两手齐向上如排天状，左向十二，右向十二，可以祛肺间积聚之邪。

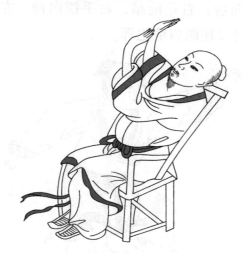

其法：起立据几，拔身向背后，视左右二十四，可以祛肾间风邪。

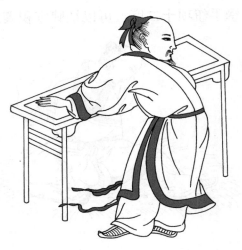

其法：起立徐行，两手握固，左足前踏，左手摆向前，右手摆向后；右足前踏，右手摆向前，左手摆向后，共二十四，可以祛两肩腧之邪。

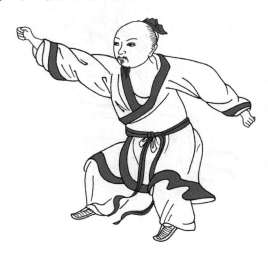

其法：以两手一向前、一向后，如挽五石弓状，左右更做二十四，可祛臂腋积邪。

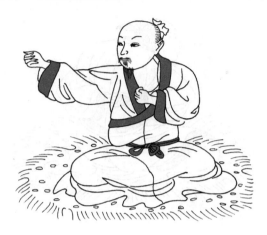

其法：以两手交捶臂及膊，反捶背上连腰股各十余度，可以祛四肢、胸臆之邪。

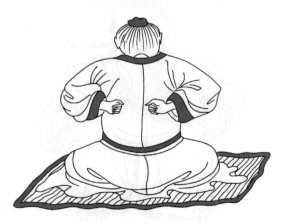

其法：以手向背上相捉，低身，徐徐宛转二十四，可以袪两胁之邪。

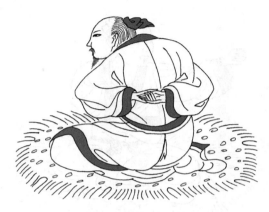

其法：高坐伸脚，将两足纽向内，复纽向外，相磕二十四，可以袪两膝风湿之邪。

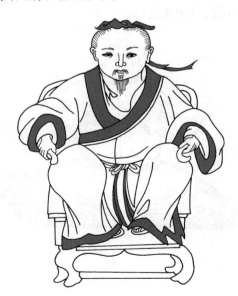

其法：以足相纽而行，前进十数步，后退十数步，可以祛两足风湿之邪。

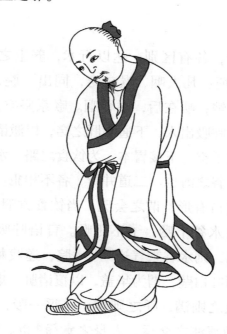

形 景 篇

腑脏内景，各有区别，达以行术，养生之要。参稽古论，述此名①征：凡人咽、喉二窍，同出一脘，异途施化。喉在前，主出纳；咽在后，主吞咽。喉系坚空，连接肺本，为气息之路，呼吸出入，下通心肝之窍，以激诸脉之行气之巨海也。咽系柔空，下接胃本，为饮食之路，水食同下，并归胃中，乃水谷之海也。二道并行，各不相犯。盖饮食必历气口而下，气口有形，谓之会厌。当饮食方咽，会厌即垂，厥口乃闭，故水谷下咽，了不犯喉。言语呼吸，则会厌开张，当食言语，则水谷乘气逆②入喉脘，遂戕刺而咳矣。喉之下为肺，两叶白莹，谓为华盖，以覆诸脏，虚如蜂窠，下无透窍，故吸之则满，呼之则虚，一呼一吸，消息③自然，无有穷也。乃清浊之交运，人身之橐籥④也。肺之下为心，心有系络，上属于肺，肺受清气，下乃灌注，外有胞络，裹赤黄脂，其象尖长圆扁，其色黑青赤黄，其中窍数多寡各异，迥不相同。上通于舌，下无透窍，惟旁有系一脉，下连于肾而注气焉。心之下有膈膜，与脊胁周回相著，遮蔽浊气，使不得上熏心肺，所谓膻中也。膈膜之下有肝，肝有独叶者，有二、三叶者，其系亦上络心肺，为血之海，上通于

① 名：《摄生要义》作"明"。
② 逆：《摄生要义》作"送"。
③ 消息：指一消一长，互为更替。
④ 橐籥（tuóyuè 佗月）：古代冶炼用以鼓风吹火的装备，比喻为动力、源泉。

目，下亦无窍。肝短叶下有胆，胆有汁，藏而不泻，此喉之一窍。施气运化，熏蒸流行，以成脉络者如此。咽至胃长一尺六寸，通谓之咽门，咽下有膈膜，膈膜之下有胃，盛受饮食而腐熟之。其左有脾，与胃同膜而附其上，其色如马肝赤紫，其形如刀镰，闻声则动，动则磨胃，食乃消化。胃之下，左有小肠，后附脊膂，左环回周叠积。其注于回肠者，外附脐上，共盘十六曲。右有大肠即回肠，当脐左环回周叠积而下，亦盘十六曲。广肠附脊以受回肠，左环叠积下辟，乃出滓秽之路。广肠左侧为膀胱，乃津液之府，五味入胃，其津液上升，化为血脉，以成骨髓；津液之余，留入下部，得气海之气施化，小肠渗出，膀胱渗入而溲①便注泄矣。凡胃中腐熟水谷，其精气自胃之上口曰贲门传于肺，肺播于诸脉，其滓秽自胃之下口曰幽门传于小肠，至小肠下口曰阑门，泌别其汁。清者渗出小肠而渗入膀胱，滓秽之浊则转入大肠。膀胱赤白莹净，外无所入之窍，全假气化施行，气不能化，则闭②膈不通而为疾矣。三焦有名无形，主持诸气以象三才③，故呼吸升降、水谷往来，皆待此通达。上焦出于胃，上口并咽以上，贯膈而布胸中，走腋，循太阴之分而行，传胃④中谷味之精气于肺，肺播于诸脉。中焦在胃中脘，不上不下，主腐熟水谷，泌糟粕，蒸津液。化其精微，上注于肺脉，乃化而为血，以奉生身，莫贵于此，故独得行于经隧，命曰营气。下焦如渎，其气起于胃下脘，别回肠，

形 景 篇

三 一

---

① 溲：此字下原衍"注"字，据《摄生要义》删。

② 闭：《摄生要义》作"闷"。

③ 三才：指天、地、人。

④ 胃：原作"胸"，据《摄生要义》改。

注于膀胱，主出而不纳。此脾、胃、大小肠、三焦，乃咽之一窍资生血气，转化糟粕而入出如此。肾有二，精所舍也。生于脊膂十四椎下两旁各一寸五分，形如豇豆，相并而曲附于脊。外有黄脂包裹，里白外黑，各有带二条，上条系于心，下条过屏翳穴后趋脊骨。下有大骨，在脊骨之端，如半手许，中有两穴，是肾带经过处，上行夹脊至脑中，是为髓海。五脏之真，惟肾为根，上下有窍，谷味之液化而为精，人乃久生；肾虚精绝，其生乃灭。凡人肾虚，水不足也。补以燥药，以火炼水，其精乃烁。摄生者观于肾之神理，则夭寿之消息，亦思过半①矣。

三二

附录：内境四图于下

内境正面之图

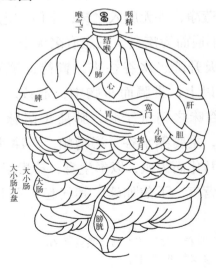

---

① 思过半：谓已领悟大半。

内境背面之图

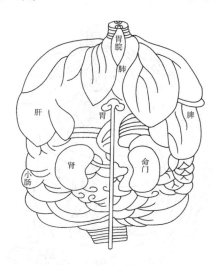

内境左侧之图

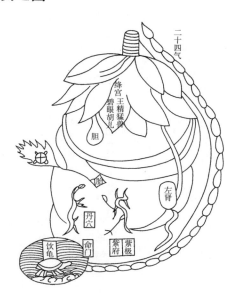

内境右侧之图

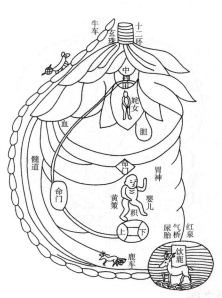

饮 食 篇

　　人知饮食所以养生，不知饮食失①调亦所以害生。故能消息，使适其宜，是谓贤哲，悟于未病。凡人饮食，无论四时，常欲温暖。夏月伏阴在内，暖食尤宜。不欲苦饱，饱则筋脉横解，肠澼为痔，因而大饮则气胀而逆②。养生之道，不欲食后便卧及终日稳坐，皆能凝结血气，久则损寿。食后常以手摩腹数百遍，仰面呵气数百③口，趑趄④缓行数百步，谓之消食。食后便卧，令人患肺气、头风、中痞之疾。盖荣卫不通，气血凝滞故尔。故食讫当行步踌躇，有所修为乃佳。语曰：流水不腐，户枢不蠹。非以其动与⑤。食饱不得速步、走马、登高、涉险，恐气满而激，致伤脏腑。不欲夜食，脾好音声，闻声即动而磨食。日入之后，万响都绝，脾乃不磨，食之即不易消，不消即损胃，损胃则翻，翻即不受，谷气不受即多吐，多吐即转为翻胃之疾矣。食欲少而数，不欲顿而多，常欲令饱中饥、饥中饱为善尔。食热物后不宜再食冷物，食冷物后不宜再食热物，冷热相激，必患牙齿。瓜果不时、禽兽自

---

　　①　失：原作"少"，据《摄生要义》改。
　　②　气胀而逆：《摄生要义》作"气乃暴逆"。
　　③　百：原脱，据《摄生要义》补。
　　④　趑趄（zījū 滋居）：徘徊不前貌。
　　⑤　非以其动与：《摄生要义》作"以其动然也"，义胜。

死及生鲊①、煎火之肉与夫多腻难消，粉粥、冷淘之物，皆能生痰、生疮疡、生癥癖，并不宜食。五味入口，不欲偏多，多则随其脏腑，各有所损。故咸多伤心，甘多伤肾，辛多伤肝，苦多伤肺，酸多伤脾。《内经》曰：多食咸则脉凝涩而变色，多食苦则皮槁②而毛拔，多食辛则筋急而爪枯，多食酸则肉胝③皱而唇揭，多食甘则骨肉痛而发落。偏之为害如此。故上者淡泊，其次中和，饮食之大节也。酒饮少则益人，过多即损人，气畅而止，可也。饮少则能引滞气、导药力、润肌肤、益颜色、通荣卫、辟秽恶，过多而醉，则肝浮胆横，诸脉冲激，由之败肾、毁筋、腐骨、消胃。久之，神散魄瞑，不能饮食。独与酒，宜去死无日矣。饱食之后，先宜忌之。饮之过多，吐之为妙。饮酒后不可饮冷水、冷茶，被酒引入肾中，停为冷毒。多时必腰膝沉重，膀胱冷痛，水肿消渴，挛躄之疾作矣。酒后不得风中坐卧，袒肉操扇，此时毛孔尽开，风邪易入，感之令人四肢不遂。不欲极饥而食，食不可过饱；不欲极渴而饮，饮不可过多。食过多则结积，饮过多则成痰癖。故曰：大渴不大饮，大饥不大食，恐血气失常，猝然不救也。荒年饿莩④饱食即死，是验也。嗟乎！善养生者养内，不善养生者养外。养内者安怡脏腑，调顺血脉，使一身之气流行冲和，百疴不作。养外者恣口腹之欲，极

---

① 鲊（zhǎ 眨）：谓腌制的鱼。

② 槁：通"槁"。

③ 胝（zhī 之）：手掌或脚掌上的老茧。

④ 饿莩（piǎo 瞟）：饿死或饿得快死的人。"莩"通"殍"。

滋味之美，穷饮食之乐，虽肌体充腴，容色悦泽，而酷烈之气内蚀脏腑，形神虚矣，安能保合太和以臻遐龄①？《庄子》曰：人之可畏者，衽席饮食之间而不知为之戒，过也。其此之谓乎？

① 遐龄：长寿。

居 处 篇

《左传》曰：土厚水深，居之不疾。《淮南子》曰：坚土人刚，弱土人肥，垆土①人大，沙土人细，息土②人美，耗土③人丑。山气多男，泽气多女，水气多瘖，风气多聋，林气多癃，木气多伛，湿气多肿，石气多力，阴气多瘿，暑气多夭，寒气多寿，谷气多痹，丘气多狂，野气多仁，陵气多贪。轻土人利，重土人迟。清水音小，浊水音大，湍水人轻，迟水人重，中土多圣。黄帝问曰：天不足西北，左寒而右凉；地不满东南，右热而左温。其故何也？岐伯曰：东南，阳也，其精降于下；西北，阴也，其精奉于上。是以地有高下，气有温凉，高者气寒，下者气热。帝曰：其于寿夭何如？岐伯曰：阴精所奉，其人寿；阳精所降，其人夭。帝曰：一州之气，生化寿夭不同，其故何也？岐伯曰：高下之理，地势使然也。崇高则阴气治之；污下则阳气治之。高者，其气寿；下者，其气夭。由是观之，人之寿夭、美恶，由于水土之气如此。善养生者择地而居，此为至要。或曰：古者巢居穴处，而人多寿，何也？曰：古人淳朴，寡于嗜欲，此实寿本。况巢居则高迥④而多寒，穴处则固密而无风湿之患，岂不得寿？今之

---

① 垆土：黑色坚硬而质粗不黏的土壤。
② 息土：沃土。
③ 耗土：瘠薄的土地。
④ 高迥：高远，极高。

居处当何如？曰：由水深土厚、阴精所奉之说观之，居处高耸，于生乃宜。曰：生之所寓，人有定区。高山峻土，恶乎能齐？曰：有山阜则就山阜，临平漫则起楼台。庶乎①日袭阴气，而不为阳泄矣。古谓"仙人好楼居"②，得非③以是乎哉？虽然，坐卧之处必须固密，若值细隙之风，其毒中人尤甚。久之，或半身不遂，或角弓反张，或言语蹇涩。盖身既中风，鬼邪易入，众病总集，遂致夭其天年尔。是故洼下之地不可处，慎其湿也；疏漏之地不可处，慎其风也；久闭之室不可处，慎其土气之恶也；幽冥之窒不可处，慎其阴郁之毒也。四者皆能病人，养生之士尤宜避之也。

三九

---

① 庶乎：犹言"庶几乎"，近似，差不多。

② 仙人好楼居："楼"后原衍"台"字，据《摄生要义》删。"仙人好楼居"语出《史记·封禅书》："公孙卿曰：'仙人可见，而上往常遽，以故不见。今陛下可为观，如缑氏城，置脯枣，神人宜可致也。且仙人好楼居。'"

③ 得非：犹"得无""莫非是"。

房 中 篇

天地氤氲，万物化醇，男女媾精，万物化生，此造化之源，性命之根本也。故人之大欲亦莫切于此。嗜而不知禁，则侵克年龄，蚕食精魄，暗然弗觉，而元神真气去矣，岂不可哀？惟知道之士，禁其太甚，不至杜绝，虽美色在前，不过悦目、畅志而已，决不肯恣其情欲，以伐性命。或问抱朴子曰：伤生者，岂非色欲之间乎？抱朴子曰：然。长生之要，其在房中。上士知之，可以延年祛病；其次不以自伐；下愚纵欲损寿而已。是以古人于此恒有节度。二十以前二日复，二十以后三日复，三十以后十日复，四十以后月复。若元气薄者，更宜节之。不然，虽勤于吐纳导引服饵之术，而根本不固，亦终无益。《内经》曰：能知七损八益七者女子之血，八者男子之精，则血、气、精三者可调；不知用此，则早衰之节也。故年四十而阴气自半也，起居衰矣。年五十体重，耳目不聪明矣。年六十阴痿、气大衰，九窍不利，下虚上实，涕泣俱出矣。故曰：知之则强，不知则老。智者有余自性而先行，故有余，愚者不足察行而后学，故不足，有余则耳目聪明，身体轻强，老者益壮，壮者益治。盖谓男精女血，若能使之有余，则形气不衰，而寿命可保矣。不然，窍漏无度，中干以死。非精离人，人自离精也，可不戒哉！养生之士忌其人者有九：或年高大，或唇薄鼻大，或齿疏发黄，或痼疾，或情性不和，或莎苗强硬，或声雄，或肉涩、肢体不膏，或性悍妒忌，皆能损人，并不宜犯之。忌其时者十有一：醉酒饱食，远行疲乏，喜怒未定，女人月潮，冲冒寒暑，疾患未平，大小便讫，新沐浴后，犯毕出行，无情强为，皆能使人神气昏溃，心力不足，四体虚羸，肾脏怯弱，六情不均，万病乃作，特宜慎之。至于天地晦暝，日月薄食，疾风甚雨，雷电震怒，此阴阳大变，六气失常之时犯之，不惟致疾，且亵污①神明。倘成子女，形必不周，虽生而不育矣。嗟乎！帏箔②之情，易绾③而难断，不可不以智慧决也。佛书曰：诸苦所因，贪欲为本。贪欲不灭，苦亦不灭；苦不灭，则生灭矣。养生者，恶可不以智慧决哉？

① 污：原字残，《摄生要义》作"汙"，"汙"为"污"之异体，据《摄生要义》改。

② 帏箔：原指帷幕和帘子，借指房中。

③ 绾（wǎn 挽）：旋绕打结。

四 时 篇

　　凡人呼吸出入，皆天地之气。故风寒暑湿之暴戾，偶一中人，人不胜天，则留而为病，故随时加摄，使阴阳中度，是谓先几，防于未病。春月，阳气闭藏于冬者，渐发于外，故宜发散以畅阳气。《内经》云：春三月，此谓发陈，天地俱生，万物以荣。夜卧早起，广步于庭，被发缓形，以使志生。生而勿杀，予而勿夺，赏而勿罚，此春气之应，养生之道也。逆之则伤肝，夏为寒变。故人当二月以来，摘取东引桃枝并叶各一握，水三升，煎取二升以来，早朝空心服之，即吐却心膈痰饮，宿热即除，不为害。春深稍宜和平将息，绵衣晚脱，不可令背寒。寒即伤肺，鼻塞咳嗽，但觉热即去之，觉冷即加之。加减俱要早起之时，若于食后、日中，恐致感冒风寒。春不可衣薄，令人伤寒、霍乱、消渴、头痛。春冻未泮①，衣欲下厚而上薄。夏月，人身阳气发外，伏阴在内，是人脱精神之时，特忌下利以泄阴气。《内经》云：夏三月，此谓蕃秀，天地气交，万物华实。夜卧早起，无厌于日，使志无怒，使华英②成秀，使气得泄，若所爱在外。此夏气之应，养长之道也。逆之则伤心，秋为痎疟。故人常宜宴居静坐，节减嗜欲，调和心志。此时，心主肾衰，精化为水，至秋乃凝，尤须保啬，以固阴气。常食热物，使腹中温暖，生

----

① 泮（pàn 盼）：融解。
② 英：原脱，据《素问·四气调神大论》补。

瓜果茄、冰水、冷淘粉粥、蜂蜜，尤不可食。食多秋时必患痢疟。勿以冷水沐浴、洗手面、淋背，使得虚热、眼暗、筋脉厥逆、霍乱、转筋、阴黄之疾。勿当风卧，勿眠中使人挥扇，汗体毛孔开展，风邪易入。犯之，使人患风痹不仁、手足不遂、言语蹇涩之疾。年壮虽不即为害，亦种病根。气衰之人，如桴鼓应响①矣。醉中犹宜忌之。秋月，当使阳气收敛，不宜吐及发汗，犯之令人脏腑消铄。《内经》云：秋三月，此谓容平，天气以急，地气以明，早卧早起，与鸡俱兴，使志安宁，以缓秋刑，收敛神气，使秋气平，无外其志，使肺气清。此秋气之应，养收之道也。逆之则伤肺，冬为飧泄。若知夏时多食冷物及生瓜果稍多，即宜以童子小便二升，并大腹槟榔五颗，细切煎取八合，下生姜汁一合，和腊雪三分，早起空心分为两服，泻三两行。夏月所食冷物及膀胱宿水，悉为驱逐而出，即不为患。此药是乘气汤，虽年老之人亦宜服之。泻后两三日，以薤白粥加羊肾，空心补之，胜服补药。冬月天地闭，血气藏，伏阳在内，心膈多热，切忌发汗，以泄阳气。《内经》曰：冬三月，谓之闭藏，水冰地坼，无扰乎阳。早卧晚起，必待日光，使志若伏若匿，若有私意，若已有得，去寒就温，无泄皮肤，使气亟夺。此冬气之应，养藏之道也。逆之则伤肾，春为痿厥。故人当时服浸酒之药以迎阳气。虽然，亦不可过暖，绵衣当晚著，使渐渐加

---

① 桴（fú 浮）鼓应响：桴，鼓槌。鼓槌敲鼓立刻能听到响声，比喻效果作用非常明显。

厚。虽大寒，不得向火烘炙，甚损人目睛，且手足能引火气入心，使人心脏燥热，衣服亦不宜大炙极暖。冬月天寒，阳气在内已自郁热，若更加之炙衣重裘，近火醉酒，则阳气太甚。若遇春寒，闭塞之久，不即发散。至春夏之交，阴气既入，不能摄运阳气，必致有时行热疾，甚者狂走妄语，切宜忌之。故寒热适中，此为至要。凡冬不欲极温，夏不欲极凉，不欲露卧星下，不欲眠中操扇。大寒、大热，大风、大雨，皆不欲冒之。秋冬温足冻脑，春夏脑足俱冻。故曰：天有四时五行，以生寒、暑、燥、湿、风；人有五脏五气，以生喜、怒、悲、忧、恐。故喜怒伤气，寒暑伤形，暴怒伤阴，暴喜伤阳，喜怒不节，寒暑过度，生乃不固，此之谓也。

杂 忌 篇

夫养生者，卧起有四时之早晚，饮食有至和之常制，调利关节有导引之方，流行荣卫有吐纳之术。忍喜怒以养阴阳之气，节嗜欲以固真元之精，保形延命可谓备矣。使禁忌之理知有未周，虽云小节之常，亦为大道之累。故事有侵性，不可不慎者。古语云：一日之忌，暮无饱食；一月之忌，暮无大醉；一岁之忌，暮无远行；终身之忌，暮常护气。盖谓暮乃偃息之时，人若饱食，则腹中虚空之地少，而气之居内以养形者寡，癖、瘕、壅滞之患作矣，故暮当忌饱食。谓之一日，盖日日慎之也。酒毒酷悍，饮至大醉，则毒气必坏真气，况暮醉而卧，气溢形止，肠胃由之腐烂，经络以至横解，一时不觉，久乃成疾。虽少壮之人，不可使一月之内有此一醉也，况中年以往之人乎？暮而远行，不惟有外触之虞，山川岚雾夜阴郁发，冒之，亦能损人真气，故皆宜忌之。以上三者不行，则真气常保无失，是终身能护其气矣。又久视伤血，久卧伤气，久立伤骨，久行伤筋，久坐伤肉，大抵人之形气，时动时静，其机运而不滞，久于动静，未免有伤也。睡不厌踧①，觉不厌舒。踧者，屈膝卷股，以左右肋侧卧，修养家所谓狮子眠是也。如此则气海深满，丹田常暖，肾水易生，益人弘多。舒体而卧，则气直而寡畜，神散而不潜。故卧惟觉时

---

① 踧（cù 促）：收缩貌。

可舒体耳。凡人觉大小便即行，勿忍之。忍小便则膝冷成痹，忍大便则成气痔。小便勿努，努久令人两膝冷痛；大便勿努，努久令人腰痛、目昏、气逆急，故也并宜任其自然。凡人大劳则力乏绝，大饥则脏腑脉络有竭，大饱则腠理气溢，大渴则经脉蹶乱，大醉则精神散越，大热则阴气解脱，大寒则血气凝结，并能致疾。凡心有爱，不用深爱；凡心有憎，不用深憎。凡喜至而心不荡，凡怒过而情不留，并能养神益寿，学道之功至此，乃至人对景忘情之妙，圣人养心定性之学，修养之术不足以尽之也。凡夜非调气之时，常习闭口而睡为佳，口开即失真气。且邪从口入，更牙齿为出入之气所触，后必病齿，凡睡而张口者，牙齿无不早落，可以验之。湿衣及汗衣切不可久着，能伤人心肺之系及发疮疡。凡径直墙下①，勿得坐卧，以风峻利，能令人发颠及体重。凡大汗新浴出，勿赤体，勿即脱衣当风，风入腠理，则成半身不遂。夜卧当耳处，勿令有孔隙，令人风吹耳聋，头项亦如之。夜卧勿覆其头，得长寿，以常有天地之清气入腹中也。古之善摄生者，居常少思虑，忍嗜欲，平喜怒，寡忧乐，淡好恶。世之美丽贵重物事，举不足以入其心，由是志意舒畅，形体安和，血脉顺利，度百岁而后去矣。寇氏曰：人之未闻道者，放逸其心，迷于生乐，以精神徇智巧，以忧畏徇得失，以劳苦徇礼节，以身世徇财利，四徇不至②，心为之疾矣。极力劳

---

① 凡径直墙下：《摄生要义》作"十步直墙下"。
② 至：《摄生要义》作"置"。

形，躁暴气逆，当风纵酒，食嗜辛咸，肝为之病矣。饮食生冷，温凉失度，久坐、久卧，太饱、太饥，脾为之病矣。呼叫过常，辨①争陪答，冒犯寒暄，恣食咸苦，肺为之病矣。久坐湿地，强力入水，纵欲劳形，三田漏溢，肾为之病矣。五病既作，故未老而羸，未羸而病，病至则重，重则必毙。呜呼！是皆弗思妄行而自取之也。卫生之士能慎此五者，可以终身无苦矣。经曰不治已病治未病，其此之谓与？

附录：养生所忌

养生之法，寒来衣不顿多，暖来衣不顿减。久劳则安闲，以保极力之处；久逸则行动，以为引导之方。暑汗当风，则荣卫闭结，遇汗不可以风。夏热卧湿，则气散血凝，大热不可亲湿。冬居极热，则肾受虚阳，而春夏肝与心有壅蔽之疾。夏冒极凉，则心抱浮寒，而秋冬肺与肾有沉滞之患。大饥则伤胃，食毋极饱，极饱复伤脾。大渴则伤血，饮勿过多，过多反伤气。极视则昏睛，极听则伤肾，多睡则神浊，频醉则气散，多汗则损血，多思则伤神。奔车走马，则气乱而神惊；登峻望高，则力疲而胆怯。及夫汲汲所欲，戚戚所怀，久谈语笑，寝息失时，拽弓引弩，觞酒呕吐，饱食便卧，饥而强行，跳步喘息，欢呼哭泣，不知所节，皆非宜也。况观死气则触乎生气，近秽气则伤乎真气，朝饥暮饱，日醒夜醉，行而多言，睡而

---

① 辨：通"辩"。

开口，醉饱行房，渴时饮酒，养生之道皆非宜也。且吊死问疾，喜神自散，对风冒雨，祸患非遥。才所不及而强思，力所不胜而强举，看斗则气结，解救则怒生。狂禽异兽，戏之则神恐；古庙凶祠，入之则神惊。对三光濡溺，则折人年寿；宴神像之侧，则魂魄不宁。坐卧于塚墓之间，则精神昏散；歇息于深林之下，则久阴伤人。善颐生者，审择于去取之间；知分定者，撙节①于太过之地。更能思无邪，行好事，顺天道，知命限，谦和廉谨，恬静守中，修真之道，养生之法，咸在是矣。

---

① 撙节：节省。

洞玄篇

篇凡十六条①，皆洞指玄学关键，以醒心摄念。依此行功，尤为入道之捷径。原本所未载，亦出附录。

广成子云：无视无听，抱神以静，神能守形，形乃长生。

庄子云：心内澄则神内固。

张紫阳云：元性复则元气生。

吕子云：木去火则不灭，人去念则不死。

老子云：不见可欲则心不乱，是以圣人为腹不为目。

俞玉吾云：心定则神凝，神凝则气和，三宫自然升降，百脉自然通流。又曰：作丹之法，以乾阳下交于坤阴，使呼吸相合，刚柔相当，配为夫妇，打成一片，则神气归根，性命合一，而至乐孕于其中。又曰：究而言之，不过心息相依，而阴阳内感，神气交结耳。

宝书八字云：养体莫大乎简重，养胃莫大乎节食，养心莫大乎少思，养神莫大乎俭视，养气莫大乎谨言，养精莫大乎寡欲，养性莫大乎安和，养智莫大乎沉静。

《淮南子》云：轻万物则神无累矣。以是知心清、气清而神亦清，则知气为神之母，而气不可以不养。《檀经》谓：常提念头则神住、气住而形亦住，则知神为气之帅，而神不可以不存。

天隐子云：存神之道，乃若闭目即见自己之目，收心

---

① 十六条：原作"十一条"，据抄本改。

即见自己之心，心与目皆不离我之身，便是存神之道。

刘子云：人身之神与气一而已。气散则神夺，故养气正所以养神，神损则气亦损，故存神正所以养气。气之得其养者，先之以绝物欲，次之以寡言语、啬视听耳。所谓绝与寡而啬者，皆补也，何待外求？

胡子云：天有三宝，日、月、星；人有三宝，精、气、神。善养者不用太急，须要三全：寡嗜欲，精全；寡言语，气全；寡思虑，神全。须要三圆：精圆，不思欲；气圆，不思食；神圆，不思睡。既然三全，自然三圆，三全三圆，便是神仙。

司马子微①《坐忘论》云：第一要断缘、简事。断缘者，断世事之攀缘也。弃事则形不劳，无为则心自安。恬简日就，尘累日薄，迹弥远俗，心弥近道。

又《坐忘铭》云：常默，元气不伤；少思，慧烛闪光。无恣，百神和畅。不嗔，心地清凉。不求，无谄无媚；不执，可圆可方。不贪，自无懊悔；不苟，何惧君王。味淡，灵泉自降；气定，真息自长。触则形毙神游，想则梦离尸僵。气漏形归厚土，念漏神趋死乡。心死方得神活，魄灭然后魂昌。博物难穷妙理，应化不离真常。至精潜于恍惚，大象混于渺茫。造化若知规绳，鬼神莫测行藏。不饮不食不寐，是谓真人坐忘。

赵真人云：长生之要，以养气为先。盖气为生死之命神，为生死之性。练形为气，练气为神，名曰归根复命。

① 司马子微：此段以下至篇末，原本无，据抄本补入。

尊生要旨

五〇

白山人云：阳之精曰魂与神，阴之精曰魄与鬼。魂胜者，则神与阳合而为仙；魄强者，则魂与尸同而为鬼。

陈静庵云：人生之精气神三者，当以精为一身之至，其次乃气；精气既壮，则神自强；神既强，则精气益壮。即孟子志。

气交养之道

虚静天师《大道歌》云：大道不远在身中，物则皆空性不空。性若不空和气住，气归元海寿无穷。欲得身中神不出，莫向灵台留一物。物在心中神不清，耗散真精损筋骨。神御气，气留形，不须杂术自长生。术则易知道难遇，纵既遇了不专行，所以千人万人学，毕竟终无一二成。神若出，便收来；神返身，中气自回。如此朝朝并暮暮，自然赤子结真胎。

丘真人云：悟道之人如农家，积粟自一以至万石；又如世人积财，自一文以至万贯。如此惜气不损，则积气成神矣。

晁文元公云：予所录《碎金》之一，内有六句语云：不怕念起，唯恐觉迟。觉速止速，二妙相宜。知非改过，蘧颜可师。今拟之复为六句语云：不怕忿生，却贵惩速。惩胜忿平，转祸为福。明明佛子，智以自收。又云：老子曰：名与身孰亲？我知之矣。我当既明且哲，深根固蒂以保其身，不取虚名也。因复拟之，别立五字句者二，其一曰：情与性孰亲？我亦知之。我当惩忿室欲，割慈忍爱以遣其情，自全真性也。又一曰：事与道孰亲？我亦知之。我当息缘返照，背尘合觉，无营于事，独归妙道也。

跋　一

　　《子华子》曰：全生为上，亏生次之，迫生为下。盖天之大德曰生，而人得之以为生。生者，身之本也。戕其生则戕其身矣，敢弗尊与？古之至人不以智役物，不以情拂性，不以人汩①天，靡非因其自然，全而归之也。故老氏重早复，庄生作《养生主》篇，而尊生之道始著。乃世之昧道者，六根六尘煎荡其中，而喜怒忧怖日接与门，甚者骄奢靡曼纷轮叠至，以厚其生。不知欲以厚其生，而反以亏生，无足尚已。复有抄袭旁门，以黄白②为灵修③，以采御④为缔接者，不可枚举。大都虚用其心于渺茫，必不可致，使真神慆⑤耗，而不得其所充。此与适越北辕何异，安望其离苦海而跻遐禧⑥哉？是之谓迫生。故《子华子》所以次第其词，而示人以不二法门也。

　　侍御惺所许君谒告：家居楗⑦门习静，日取蒋氏《摄生要义》读之而契于心，抱素守精以顺其天和，深有得于全生之道矣。爰揭示图说，附以所闻，付之剞劂氏，更其名为《尊生要旨》，以传诸人。盖岂独自尊其生，亦欲人

---

①　汩（gǔ 古）：扰乱。
②　黄白：术士所谓炼丹化成金银的法术。
③　灵修：指身心修养的专门学识与习修过程。
④　采御：指道教"采阴补阳"的房中术。
⑤　慆（tāo 涛）：怠惰。
⑥　遐禧：远福，
⑦　楗（jiàn 见）：堵塞。

人同尊其生也。侍御其仁矣乎！予览之，恍然有悟，乃约而言之曰：人有三宝，精、气、神；尊生之要，在积精、养气、存神。侍御君以为然否？

万历壬辰孟冬谷旦
九三居士林景旸谨跋

跋
一
五
三

跋　二

先大父惺翁姿禀清癯，养志淡泊。以弱冠登第，起家郏令，游登台列，方当强仕，即谢政言归。日坐斗室，足不逾阃①者几二十年。时婴怔忡之疾，遇异人授禁方，立愈。从兹得力于内养，此《尊生要旨》所由来也。后特起掌河南道，拜大银台，侧席眷隆，悬车②志决，优游林下，又二十余年，寿跻八十有一。预时至易箦③之期，庭中有仙鹤翔舞而鸣者三至，今啧啧传为异事。斯又《尊生要旨》一书之明验也。予今而后知性命双修，养生家秘密④藏，尽在是矣。因搜遗本，载新剞劂云。

顺治壬辰季冬吉旦
孙男远度书于西郊草堂

---

① 阃（kǔn 捆）：门槛。
② 悬车：人一般至七十岁辞官家居，废车不用，故此指七十岁。
③ 易箦（zé 责）：更换铺的席子，后喻病危将死。
④ 秘密：隐蔽不为人知。

校注后记

　　《尊生要旨》为明代养生著作。其以《摄生要义》为蓝本，汇集诸家养生之要，附录图说而汇编成书。较明代其他养生著作，此书未受关注。

一、作者及成书

　　《尊生要旨》的作者，明清书目文献记述互见抵牾。一说为蒋学成。明代殷仲春《医藏书目·法真函》曰：《尊生要旨》一卷，蒋学成。另一说为许乐善。明代黄虞稷《千顷堂书目》卷十六：许乐善《尊生要旨》；清代周中孚《郑堂读书记·补逸》亦曰：《尊生要旨》一卷（许氏自刊本），明许乐善辑；现存抄本（藏中国中医科学院图书馆）曰：云间惺初许乐善秘录。第三说为蒋学成汇编，许乐善补订。现存《尊生要旨》刻本（藏南京中医药大学图书馆）及明代唐濙的《尊生秘旨》（由《尊生要旨》增订而成）篇首皆曰：明洵江定宇蒋学成汇编，云间修之许乐善补订。考察史志，蒋学成《明史》无传，生卒年不详。据地名"洵江"知其为广西桂平人。《桂平县志》载其生平寥寥，仅言其为"嘉靖辛酉举人，知桂阳（今湖南省桂阳）州政，尚平恕，尝刻《小学日记》《省民格言》，又于南北门外立社学教民，卒于官"。蒋氏万历四年曾任桂阳知州，《同治桂阳直隶志·州官表》言其"字定宇"，无载其著有《尊生要旨》。许乐善（1548—1627），

《明史》载：字修之，号惺初，亦号惺所，松江华亭人。隆庆五年（1571）进士，历任郏县令、巡按直隶御史、太仆寺少卿，官至南京通政使，著有《适志斋稿》十卷。许氏身体孱弱，雅好养生，万历十三年至万历三十一年乞疾归家，《尊生要旨》正为此期之作。据现存《尊生要旨》抄本（藏中国中医科学院图书馆）跋云："家居榤门习静，日取蒋氏《摄生要义》读之而契于心，抱素守精以顺其天和，深有得于全生之道矣。爰揭示图说，附以所闻，付之剞劂氏，更其名为《尊生要旨》，以传诸人。"由此可知：一者，许乐善得此书于蒋学成；二者，蒋氏所成之书名曰《摄生要义》而非《尊生要旨》；三者，许氏在蒋氏之书的基础上增补图说，更名为《尊生要旨》，以传后世。抄本序曰："自蒋君裒集，而所附录及诸图说，咸惺所君采之玄集，间亦有撰补者。"此亦可补证。"蒋君裒集"，可知蒋学成作《摄生要义》并非原创而是汇编，而许氏之功在于撰补图说。考现存明代养生著录中亦见《摄生要义》者。将《尊生要旨》与之对照，除末篇"洞玄篇"及附录图说之外，其余篇目、内容大多相同（具体堪比见下文）。明清书目载《摄生要义》作者不一。《摄生要义》后序标注作者为河滨丈人（大司马浚川公，1474—1544），《中华养生大辞典》述其作者有明代梁绍震、李良栋、周缙，《千顷堂书目》载其作者为沈榘，虽无定论，可知此书在明代流传甚广。张介宾《类经》二十八卷运气类记述"闭气法"，曰："惟蒋氏调气篇、苏氏养生诀、李真人长生十六字诀皆得其法，足为入门之阶。"从《类经》后文引述内容看，张介宾所谓的"蒋氏调气篇"正指蒋学成所编《摄生要义》之《调气篇》。

综上所述，《尊生要旨》当以"蒋学成辑，许乐善增补"方合实情。《中国中医古籍总目》曰："（明）蒋学成（定宇）编，许乐善（修子）订补"，将许乐善字"修之"误作"修子"，非是。

现存抄本序跋时间均为万历壬辰年（1592），此可视为《尊生要旨》成书时间。

二、版本流传

《尊生要旨》问世后曾多次刊刻。据清代周中孚《郑堂读书记·补逸》记载，许乐善曾自刊此书。而许乐善孙许远度于抄本跋云："因搜遗本，载新剞劂"，再次刊刻，而《郑堂读书记》所见版本为许乐善七世孙许纪源重镌，讹字颇多。《中国中医古籍总目》录其现存版本情况如下：①明万历刻本（上海中医药大学图书馆藏）；②明刻本（南京中医药大学图书馆藏）；③明抄本（中国中医科学院图书馆藏）；④明刻本影印本（南京中医药大学、上海中医药大学、成都中医药大学、福建中医药大学等藏）；⑤抄本（上海中医药大学图书馆藏）。经实地调查比对，《尊生要旨》现仅见三种版本：①刻本（南京中医药大学图书馆藏），此本2009年入选第二批《国家珍贵古籍名录》，各中医院校所藏影印本均系此刻本影印，由南京中医药大学于上世纪八十年代影印分赠各中医院校；②抄本（中国中医科学院图书馆藏）。③抄本，名曰《尊生秘旨》（上海中医药大学图书馆藏），此抄本共二函，由明代唐澍在

《尊生要旨》上增注而成，如在"调气篇"后又附"保养精气神说""修真秘诀""陈抟修养诀""吕真人正道歌""养生要语""彭祖炼气法""吕祖养生惜命诗"，此抄本讹字颇多。

《尊生要旨》刻本版高24cm，宽13.3cm，半叶10行，行22字，白口，左右双边，双鱼尾，绵纸，书口有刻工姓名：顾如志。首页有"鹤巢主人藏"，署名"明淘江定宇蒋学成汇编，云间修之许乐善补订"，"明"字略上。书本因虫蛀致使部分文字残缺，文字多有讹误。因其无序无跋，无法其获知刊刻年代。

《尊生要旨》抄本分上下册，封面有"善甲"字印；半叶10行，行22字，文前有山东按察司按察使张仲谦于万历二十年（1592）所作序。后有九三居士林景旸于万历二十年（1592）所写跋以及许乐善孙许远度于顺治壬辰年（1652）所记跋。抄本署名"云间惺初许乐善秘录""曾孙缵曾孝修绩曾述曾，曾侄孙霞城誉卿全阅，玄侄孙方来启源全校"。考《松江府志》，许誉卿为许乐善之侄许汝升的孙子，字公实，号霞城，万历四十四年（1616）丙辰进士，历经万历、泰昌、天启、崇祯四朝，明亡后削发为僧。许缵曾（1627—1698），字孝修，许乐善曾孙，顺治六年（1649）进士；玄侄孙许启源字方来，崇祯十五年举人，顺治壬辰（1652）进士。从书后跋的时间为顺治壬辰（1652）来看，抄写年代应为清代，约在顺治壬辰年（1652）。《中国中医古籍总目》《中国古医籍书目提要》称其为"明抄本"，误。

刻本与清抄本相对照，可见二者排版虽同，具体内容有异。

	刻本	抄本
序、跋	无序无跋	序、跋完整
调气篇	"渐熟渐多" "至于纯熟" "使目常熟识五脏六腑之形状也。"	"渐热渐多" "至于纯热" "使目常热识五脏六腑之形状也。"
导引篇	"久久纯熟"	"久久纯热"
形景篇	"凡胃中腐熟水谷" "主腐熟水谷"	"凡胃中腐热水谷" "主腐热水谷"
洞玄篇	纂集玄诠十一条	纂集玄诠十六条

由上可知，抄本"洞玄篇"较之刻本增录五条内容；凡刻本与《摄生要义》作"熟"者，抄本均改为"热"字，疑为避讳所致。综上，刻本刊刻年代当早于抄本，抄本为清抄本（约在顺治壬辰1652），刻本当在此年代之前。馆藏将此刻本定为明刻本。

三、内容及价值

1. 与《摄生要义》内容比较

《尊生要旨》共一卷，分存想、调气、按摩、导引、形景、饮食、居处、房中、四时、杂忌、洞玄篇11篇。该书由《摄生要义》为蓝本增辑而成。二书内容如下表：

书 / 篇目	摄生要义	尊生要旨
存想篇	有	同
调气篇	有	附录：去病延寿六字法 孙真人四季养生歌 墨子闭气行气法 苏氏养生诀
按摩篇	有	附录：吕公煮海诀 真人起居法
导引篇	有	正文换之以高濂《遵生八笺》中的"钟离公所传"八段锦导引诀 附录：八段锦导引图说 通任督脉导引图说 升降阴阳导引图说 收功图说 随病祛治导引图说
形景篇	有	附录：内镜正面之图 内镜背面之图 内镜左侧之图 内镜右侧之图

书 篇目	摄生要义	尊生要旨
饮食篇	有	同
居处篇	有	同
房中篇	有	同
四时篇	有	同
杂忌篇	有	同
洞玄篇	无	录前人养生语录十六条

综上，《摄生要义》是"会综群文，诠取要旨"，汇集诸家养生之要；《尊生要指》在此基础上又撰补诸家之法，增录图说，言明行持方法。

2. 思想内容

《尊生要旨》虽是祖述前人之言，但作者在汇集诸家养生经验时，审慎择取，参以己意，体现了作者的养生理念与方法。

（1）强调养气为先

书末"洞玄篇"汇编前人养生语录，择取之间反映了作者的养生理念。"人生之精、气、神三者，当以精为一身之至，其次乃气。精气既壮，则神自强；神既强，则精气益壮。""人身之神与气一而已。气散则神夺，故养气正所以养神，神损则气亦损，故存神正所以养气。"

"长生之要，以养气为先。盖气为生死之命神，为生死之性。练形为气，练气为神，名曰归根复命。"作者认为人之精、气、神关系密切，精气为人生之本，精能生气，气亦生精，气聚精盈则神王，气散精衰则神去；神凝则可气和，三宫自然升降，百脉自然通流。正由于此，作者指出养生须达到精气神皆全的境界。正如《尊生要旨》抄本跋所总结："人有三宝，精、气、神；尊生之要，在积精、养气、存神。"而三者之中，气为根本，故"善摄生者必明于气之故"，以"养气"为先，使"一气流通表里、内外，上下彻泽"，三宫自然升降，百脉自然通流。行持方法上，"存想篇"述道教"存想"之术，闭气瞑目握固，存想明堂三神，以意御气，使气上通脑髓之门，下达血气之海，宣通体内之气；"调气篇"则用闭气调气法以及吹、嘘、呵、嘻、呬、呼诸法，通适身体内外之气；"按摩篇"言及全身保健按摩法"大度关"，以按摩按捺关节，自外达内，通利百节，泄其邪气；"导引篇"则图说结合，阐述"八段锦导引"及"通任督脉导引""升降阴阳导引"的姿势和方法，以流行营卫，轻身健体，祛除百邪。

（2）熟识脏腑内景

作者谓"脏腑内景，各有区别，达以行术，养生之要"，认为养生须以藏象学说为基础，无论是调养气血精神或是调摄饮食起居，最终的落脚点都离不开脏腑。作者录《苏氏养生诀》"内视五脏，肺白、肝青、脾黄、心赤、肾黑", 即注曰: "当先求五脏图或烟萝子之类, 常拥于壁上, 使目常熟识五脏六腑之形状也。"故此书中单列"形景篇", 述及《内经》中关于五脏六腑、三焦之形状、位置、功能及相互关系。尤其指出: "五脏之真, 惟肾为根, 上下有窍, 谷味之液化而为精, 人乃久生; 肾虚精绝, 其生乃灭。凡人肾虚, 水不足也。补以燥药, 以火炼水, 其精乃烁。摄生者观于肾之神理, 则夭寿之消息, 亦思过半矣。"并附南宋石泰及门人所编《修真十书》中《杂著捷径》卷十八中的烟萝子"内镜图"四幅: "内镜正面之图""内镜背面之图""内镜左侧之图""内镜右侧之图"。烟萝子为五代内外丹兼修的道士, 曾据《内经》脏腑学说和道家"内景学说"绘制的"内镜图", 为最早的人体解剖图。它虽沿袭前人错误, 如肝胆居于膈上、肝左脾右等, 但图中大部分脏器位置与实体解剖大致吻合, 可直观认识人体以及内脏关系。

(3) 调摄饮食起居

作者认为: "善养生者养内, 不善养生者养外。养内者安怡脏腑, 调顺血脉, 使一身之气流行冲和, 百疴不作。养外者恣口腹之欲, 极滋味之美, 穷饮食之乐, 虽肌体充腴, 容色悦泽, 而酷烈之气内蚀脏腑, 形神虚矣, 安能保合太和以臻遐龄?"作者调气养内的同时, 亦注重"养外", 重视日常的行为, 认为日常饮食、居处等均应有节度, 需"消息使适其宜", 否则可损害生命。"饮食篇"谓"上者淡泊, 其次中和, 饮食之大节也"。指出饮食有至和之常制。"居处篇"则指出："地有高下，气有温凉，高者气寒，下者气热"，故人之寿夭美恶，关乎水土之气，"善养生者择地而居，此为至要"。"四时篇"则援引《素问·四气调神大论》，阐述应随四时之气的变化，随时加摄，以使寒热适中，阴阳之气中度。

（4）注重静心寡欲

"房中篇"指出"长生之要，其在房中"。男女媾精虽为人之大欲，但"嗜而不知禁，则侵克年龄，蚕食精魄，暗然弗觉，而元神真气去矣，岂不可哀？"并引用《内经》"七损八益"，主张恒有节度，节嗜欲以固真元之精。应"禁其太甚，不至杜绝，虽美色在前，不过悦目、畅志而已，决不肯恣其情欲，以伐性命。""杂忌篇"则主张"养心定性"，"无视无听，抱神以静，神能守形，形乃长生"，"凡心有爱，不用深爱；凡心有憎，不用深憎。凡喜至而心不荡，凡怒过而情不留，并能养神益寿，学道之功至此，乃至人对景忘情之妙，圣人养心定性之学，修养之术不足以尽之也。"

3. 价值及影响

养生学历史悠久，《黄帝内经》已初具理论体系。《素问》"上古天真论"曰："上古之人，其知道者，法于阴阳，和于术数，饮食有节，起居有常，不妄作劳，故能形与神俱，而尽终其天年，度百岁乃去。"东汉中期以来道教养生学逐渐兴盛，"高者荡入仙筌，卑者专守方饵"，其由人而神、内丹术、服食养生等学说逐渐将养生学引入玄秘境界。宋元以来，民众重视养生，许多医家、文学家、官员纷纷著书立说，整理刊刻养生书籍，养生不再是道教的专利，而成为具有广泛社会基础和影响的祛病健身方法。《尊生要旨》正是文人阐释养生入门理念与方法的书籍。作者汇集前人时贤优秀的养生理念与方法：一方面吸纳道家养生术中合理的部分，保留道家养生性命双修的筑基、炼己、导引、按摩之术，舍弃"以黄白为灵修，以采御为缔接"等糟粕和杂质。另一方面吸收医药养生书籍中实用、科学的起居调摄法，尤其是《内经》藏象学说，夯实了养生学的基础。再辅以直观的歌诀、30多幅图谱，助于理解，便于行持。正如《尊生要旨》抄本序言所赞："词简而义精，旨备而理彻，意婉而术显。凡裨益颐生者，一按索而玄关津筏昭然，指南也。可谓融合形神，兼修内外，造物委和，周密而无漏矣！"该书理念方法悉备，通俗易懂，便于施行，不仅是日常的养生指南，同时传播科学、实用的养生观念，扩大了养生学的社会基础和影响，推动了养生学的发展与普及。

校注后记

六五

本次整理校注，将年代较早的刻本作为底本。清抄本年代虽后，但序跋完整，作为主校本。《尊生要旨》来自《摄生要义》，故将胡文焕寿养丛书所刻《摄生要义》（万历本）作为参校本。上海中医药大学馆藏《尊生秘旨》亦为参校本。《尊生要旨》汇编诸家养生之要，故本次整理亦参校以下诸书：元·李鹏飞《三元参赞延寿书》（中国书店1987年影印出版）、明·冷谦《修龄要旨》（人民卫生出版社 1982 年出版)、北宋·张君房《云笈七签》（涵芬楼翻明正统道藏本，齐鲁书社 1988 年影印出版)、明·高濂《遵生八笺》（巴蜀书社 1988 年排印本)、《素问》（明代顾从德本，人民卫生出版社 1956 年影印出版)、北宋·沈括、苏轼《苏沈良方》（《四库全书》本，商务印书馆 1939 年影印出版)。

总 书 目

本　草

方 书

医便

卫生编

袖珍方

仁术便览

古方汇精

圣济总录

众妙仙方

李氏医鉴

医方丛话

医方约说

医方便览

乾坤生意

悬袖便方

救急易方

程氏释方

集古良方

摄生总论

摄生总要

辨症良方

活人心法（朱权）

卫生家宝方

见心斋药录

寿世简便集

医方大成论

医方考绳愆

鸡峰普济方

饲鹤亭集方

临症经验方

思济堂方书

济世碎金方

揣摩有得集

亟斋急应奇方

乾坤生意秘韫

简易普济良方

内外验方秘传

名方类证医书大全

新编南北经验医方大成

临证综合

医级

医悟

丹台玉案

玉机辨症

古今医诗

本草权度

弄丸心法

医林绳墨

医学碎金

医学粹精

医宗备要

医宗宝镜

医宗撮精

医经小学

医垒元戎

证治要义

松厓医径

扁鹊心书

素仙简要

VII